CONSIDÉRATIONS

SUR

LA CHLOROSE ET L'ANÉMIE

PAR

LE Dr GRELLETY

MÉDECIN CONSULTANT A VICHY

Membre titulaire des Sociétés de Thérapeutique d Hydrologie
de Médecine pratique,
de la Société française d Hygiene et de la Societe des Bureaux de bienfaisance
correspondant de la Societe des Sciences medicales de Lyon, de la Societe
centrale du Nord, de la Societe des sciences lettres et arts d Orleans
et des Alpes Maritimes, des Sociétes medicales de Bordeaux, Reims
Tours, Nice, Limoges et La Rochelle

LYON

ASSOCIATION TYPOGRAPHIQUE

C RIOTOR rue de la Barre 12

1879

CONSIDÉRATIONS

SUR

LA CHLOROSE ET L'ANÉMIE

PAR

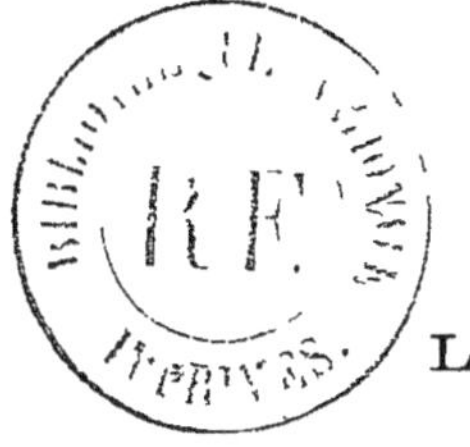

LE Dr GRELLETY

MÉDECIN-CONSULTANT A VICHY

Membre titulaire des Sociétés de Thérapeutique, d'Hydrologie
de Médecine pratique,
de la Société française d'Hygiène et de la Société des Bureaux de bienfaisance,
correspondant de la Société des Sciences médicales de Lyon, de la Société
centrale du Nord, de la Société des sciences, lettres et arts d'Orléans
et des Alpes-Maritimes, des Sociétés médicales de Bordeaux Reims
Tours, Nice, Limoges et La Rochelle

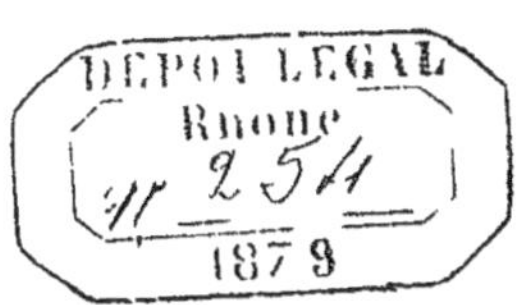

LYON

ASSOCIATION TYPOGRAPHIQUE

C Riotor rue de la Barre. 12

1879

CONSIDÉRATIONS

SUR

LA CHLOROSE ET L'ANÉMIE

I

Il est de toute nécessité de séparer la chlorose de l'anémie ;
l'expérience tend de plus en plus à prouver qu'elles sont dis-
tinctes, qu'elles n'ont que quelques points de contact et ré-
clament un traitement différent. En présence de l'envahisse-
ment commercial des ferrugineux, il vaut encore mieux
établir une barrière presque infranchissable que de s'exposer
à de regrettables confusions.

La chlorose est une entité pathologique parfaitement défi-
nie ; elle tient à la constitution même et est plus ou moins en
rapport avec le développement des organes génitaux. On
peut, au contraire, aboutir à l'anémie par des chemins divers ;
ses causes presque toujours extérieures ou non inhérentes à
l'individu sont multiples, et il faut savoir les reconnaître pour
en avoir raison.

Comme déduction immédiate, donnez les préparations mar-
tiales aux chlorotiques ; et ici, n'importe quel produit peut
remplir le but, pourvu que le médicament soit sagement ad-
ministré. Mais gardez-vous d'indiquer ces agents à une per-

sonne minée par l'inanition ou ayant subi d'abondantes hémorrhagies. Ce serait jeter de l'huile sur le feu ; une alimentation réparatrice sera bien plus salutaire dans les deux cas. — Le befteack fera merveille, alors que les produits si vantés de Bravais aggraveraient la situation.

Il en est de même de ce dyspeptique qui ne peut plus digérer et dont les forces diminuent chaque jour : on ne ferait que précipiter sa désorganisation en lui laissant ingérer les médicaments prônées à la quatrième page des journaux, tandis qu'en lui administrant des eaux de Vals ou de Vichy, on pourra réveiller son appétit et lui rendre un peu d'énergie gastro-intestinale.

Élargissons le débat et entrons dans le vif du sujet.

La chlorose peut se produire spontanément, sans cause directement appréciable ; elle peut s'accompagner de troubles menstruels, d'anhélation, de palpitations, de souffles cardiaques et vasculaires, etc... J'ai vu des chloroses s'accompagner de souffle systolique non-seulement à la base et à la partie moyenne du cœur, mais encore dans les vaisseaux du cou.

En revanche, il y a des chloroses dans lesquelles il n'y a de souffle nulle part. Le souffle peut encore exister uniquement dans l'organe central de la circulation, à l'exclusion de tout autre endroit. Ce sont là autant de circonstances embarrassantes et propres à rendre le diagnostic plus difficile.

Il ne suffit pas, en effet, de se rejeter sur des *pâles couleurs* et la leucorrhée, qui, dans l'opinion du public, lui servent de compagnes : ce sont là des erreurs qu'il est bon de dissiper ; les joues peuvent avoir une coloration même très-brillante sans qu'il soit permis d'exclure l'état constitutionnel qui nous occupe.

La chlorose, en effet. se dissimule quelquefois sous les

roses du teint, sous certaines apparences de santé, qui peuvent en imposer à un œil peu observateur. — Au début, surtout, la vérité est difficile à faire accepter aux familles; mais le médecin ne peut pas et ne doit pas se laisser aveugler par ces dehors; en examinant les lèvres et le cou, qui, en toute circonstance, offrent la coloration caractéristique en écoutant les bruits du cœur, en procédant par exclusion, il arrivera certainement à se faire une opinion inébranlable.

Le traitement pourra lui-même servir de pierre de touche : si le fer est bien supporté, s'il n'aggrave pas les troubles digestifs et produit un commencement de résurrection, on pourra être sûr d'avoir touché juste. L'apparition de symptômes de révolte ou de saturation devra, au contraire, dicter une conduite opposée, ou du moins faire diminuer les doses, car l'intolérance de l'économie pour tel ou tel agent n'est souvent qu'une extrême sensibilité à son action.

Le mariage n'a pas cessé d'être préconisé par les plus vénérables matrones, comme par beaucoup de praticiens rustiques, comme pouvant exercer une influence salutaire sur la chlorose :

> On dit . « Le mariage arrangera cela. »
> La panacée est bonne, — on connaît celle-là .
> La future est trop maigre, un mariage engraisse ,
> Trop grasse, il la maigrit, bossue, il la redresse !
> (Les Faux Ménages)

C'est là une billevesée d'un autre âge contre laquelle nous devons protester encore plus que le poète. Il est odieux d'exposer une personne débilitée, épuisée, à mille causes nouvelles de dépression, sous prétexte de la guérir.

Il serait bien plus sage de diriger le déploiement de toutes les forces de l'organisme vers l'évolution calme et régulière de la fonction ovarienne, de régler la vie des malades selon les lois naturelles, en faisant à chaque appareil organique sa part voulue d'activité et de repos.

J'appellerai tout particulièrement l'attention sur les erreurs dans le régime alimentaire, sur l'impureté de l'air, l'absence de soleil, l'insuffisance des actions musculaires ou leur exagération, sur l'activité immodérée des centres nerveux dans l'exercice des facultés intellectuelles et affectives, sur les excitations sexuelles précoces, les passions hâtives et profondes, les lectures romanesques, etc.

On peut affirmer que si le peuple est plus exposé à l'anémie, la chlorose hante de préférence les classes élevées de la société. Plus privilégiées au point de vue hygiénique, les jeunes filles du monde sont victimes de l'ennui, de leur imagination, du manque d'exercice, des veilles prolongées et de toutes les circonstances morales annihilantes du milieu qui les entoure. Toutes ces conditions rétablissent bien vite le niveau que les distances sociales avaient élevé à leur profit.

Indiquons tout de suite une regrettable erreur, qui se commet trop souvent au préjudice des intéressées. On prend souvent une tuberculose commençante pour de la chlorose, et, sans s'enquérir de l'état de la poitrine, on renvoie ces pauvres victimes à des stations d'eaux minérales ou aux bains de mer. Elles reviennent d'ordinaire plus malades et sont quelquefois rapidement emportées par des cures intempestives, qu'un examen attentif aurait dû empêcher.

On arrive à des résultats analogues, en voulant trop uniformiser le traitement de l'anémie, alors qu'elle reconnaît toute sorte de causes. — Naguère encore j'ai vu ordonner du fer à une pauvre femme qui, depuis longtemps, était minée par la misère et les privations. Admise à l'hôpital, elle a avoué que depuis longtemps elle ne mangeait pas à sa faim, et il a suffi de lui donner les quatre portions de l'assistance publique, malgré l'atmosphère peu reconstituante des salles, pour la remettre sur pied.

Si on avait attendu plus longtemps, la déchéance organique aurait pu atteindre un degré tel qu'il eût été difficile d'y remédier plus tard. — C'est ce qui est arrivé à une malade de M. Germain Sée, une femme de 37 ans, qui, à force de jeûnes et de souffrances, est parvenue à dépenser la presque totalité de son capital de vitalité. — Chez elle, les dépenses ont été beaucoup plus fortes que les recettes ; aussi, les règles sont supprimées depuis plus d'un an, elle a une diarrhée intense, des névralgies intercostales, de l'œdème aux membres inférieurs, sans trace d'albumine dans les urines, etc.

Ce dernier trait est caractéristique ; je tiens à le souligner. Il n'y a guère que les anémies d'inanition qui provoquent l'hydropisie. — Quand il n'y a que de l'hypoglobulie, on ne constate pas d'infiltration ; l'espèce de bouffissure qu'on voit quelquefois à la face est due à une sorte de stase des capillaires. — Chez notre malade, au contraire, le sang paraît ne plus avoir la plasticité suffisante pour rester dans les vaisseaux. De là, des épanchements qui donnent une singulière gravité au pronostic.

Aussi, je comprends que le savant professeur de clinique de l'Hôtel-Dieu ne range qu'avec regret, comme il vient de le déclarer dans ses leçons du mois de novembre, ces états qui coïncident avec une sorte d'usure complète de l'économie dans la classe des anémies.

D'ordinaire, les anémiques sont susceptibles de réagir et de faire preuve d'activité vitale à un moment donné : certaines dames qui restent couchées toute une journée, incapables, dirait-on, de se mouvoir, passent très bien des nuits entières au bal et prennent part à toutes les danses, sans que rien ne vienne trahir l'effort ou la lassitude.

Il ne saurait certainement en être ainsi pour la malade dont je parle plus haut; sa diarrhée seule semble établir une différence capitale. C'est une nouvelle cause de dépression d'autant plus redoutable qu'elle est plus rare dans l'anémie. Aussi, peut-on être alarmé sur son état et faut-il envisager la guérison comme devant être très-laborieuse, si elle n'est pas impossible.

En écrivant ces pages, je n'ai pas eu la prétention de faire une étude complète de la chlorose et des diverses anémies; sachant que je m'adressai à des confrères aussi éclairés que bienveillants, je n'ai songé qu'à effleurer certains points : c'est ce qui excusera le décousu de cette dissertation qui, je l'espère, ne sera pas sans portée.

II

J'ai déjà regimbé contre l'abus du fer, qui est ordonné à tort et à travers, sans méthode et sans raison. — On n'attend même plus le médecin pour l'administrer; du moment qu'une jeune personne a des attitudes penchées et langoureuses, que sa croissance laisse à désirer, la mère ou la tante ne manquent jamais de la bourrer de pilules de Blancard.

Il me reste à dénoncer une médication systématique, l'hydrothérapie, qu'on voudrait aussi faire subir sans pitié et sans merci à presque tous les anémiques.

Est-ce assez illogique? Aussi je comprends les préventions de quelques savants contre l'école de Prienitz, qui n'a pas encore su se débarrasser des exagérations de son début.

Examinons froidement la question.

En dehors des anémies dites essentielles (mot vague et bien

creux), on peut ranger les autres en trois groupes principaux :

1ᵘ Les anémies par déperdition du sang ou de tout autre liquide ;

2° Les anémies par privations, par défaut d'alimentation ou d'assimilation (dyspepsies) ;

3° Les anémies diathésiques et toxiques.

Je ne vois pas trop ce que les procédés balnéaires pouvaient obtenir chez les malades des deux premières catégories ; il est évident qu'ils doivent aussi être très-restreints dans la troisième, surtout dans les intoxications.

A ces restrictions, les aquatiques quand même nous répondent l'hématimètre en main, en nous disant qu'à la suite de l'administration des diverses espèces de douches, ils constatent une augmentation dans la proportion des globules du sang.

Le plus souvent, il n'y a là qu'une illusion d'optique, et ce serait bien autre chose si on publiait tous les cas au lieu de se borner aux observations favorables.

D'abord, l'hyperglobulie, à laquelle on se rattache obstinément, n'exprime réellement pas d'une façon exacte la richesse du sang. Et la preuve, c'est que la spoliation hydrémique, qui est la conséquence de l'usage des purgatifs, peut entraîner une hyperglobulie très-appréciable au microscope, par suite de la concentration des hématies.

Dira-t-on, dans ce cas, que la magnésie ou l'huile de ricin augmentent la richesse du sang ? Non assurément. — Pourquoi donc attacher tant d'importance à un point de repère aussi trompeur, aussi fugitif ?

On me répondra qu'il est facile d'éviter cette cause d'erreur. Je le veux bien ; mais le procédé d'investigation que je combats n'aurait-il que le tort d'habituer l'esprit à ne s'occuper que de l'une des parties constitutives de la crase sanguine, alors que les autres ont tout autant d'importance, ce serait assez sinon pour le faire proscrire, du moins pour rendre ceux qui s'en servent beaucoup plus modestes. Tout jugement solide doit dériver *non ab uno signo sed a concensu omnium*.

On dirait vraiment que l'hypoglobulie est le seul trait saillant de l'anémie ; mais l'hypo-albuminose qui succède à des diarrhées spoliatrices, à des écoulements abondants de quelque nature qu'ils soient, a tout autant et même plus de gravité que la disparition d'un ou deux millions d'hématies. Comme je l'ai déjà fait remarquer, telle demoiselle qui n'a que de l'hypoglobulie peut subir presque impunément les exigences mondaines, tandis que la chose serait impossible pour les individus amoindris et débilités par les jeûnes et la misère.

J'ai donné naguère des soins à un homme de 33 ans, atteint de phosphaturie, qui, malgré des proportions herculéennes, pouvait à peine faire quelques centaines de mètres à pied, sans être à bout de forces, anhélant et en nage.

Je ne sais pas si ses globules laissaient à désirer; mais ce dont je suis sûr, c'est que sa santé est plus compromise par cette élimination insolite de phosphates que par une perte momentanée de globules rouges, même considérable.

Il paraît, d'après les expériences faites par l'un de nos plus éminents physiologistes, qu'un chien soumis à une diète absolue maigrit et voit fondre ses tissus, mais que la proportion globulaire reste chez lui à peu près constante pendant un temps très-long.

Il est donc évident qu'il ne faut pas ajouter tant d'importance à ces numérations, car enfin s'il n'y a pas de modifications dans le chiffre des globules chez un animal ainsi traité, le simple bon sens suffit pour affirmer que son sérum n'a plus la même densité, qu'il ne contient plus la même quantité d'albumine, de fibrine, de matières extractives, de sels solubles, etc. Cela se comprend, puisque la plupart de ces matériaux sont apportés par l'alimentation quotidienne.

Dès lors, il est permis de s'élever contre le traitement uniforme qui ne vise que l'hypoglobulie, au grand détriment du malade et de la véracité scientifique.

Je me crois d'autant plus autorisé à tenir ce langage, que le vulgarisateur de la méthode paraît lui-même l'abandonner. Voici, en effet, comment il est arrivé à cette espèce d'indifférence; c'est une petite page d'histoire qu'il serait bon d'opposer aux engouements qui sollicitent les jeunes ardeurs.

Dans le principe, il n'était question que du chiffre des globules; mais lorsqu'on eut démontré qu'il y avait des anémies et des chloroses dans lesquelles la proportion globulaire n'était pas diminuée, au début surtout, M. Hayem se rejeta sur la matière colorante de ces mêmes globules; leur pauvreté ou leur richesse en hémoglobine, calculée par comparaison sur des tableaux coloriés, devait être une pierre de touche inébranlable.

On ne tarda pas à lui faire voir combien les applications de son échelle chromo-lithographique étaient défectueuses et variables selon les individus; il dut aussi reconnaître qu'il existait des affections comme la leucémie, dans lesquelles l'hémoglobine est encore plus diminuée que dans l'anémie.

Battant toujours en retraite en observateur honnête, qui ne veut pourtant céder qu'à la dernière extrémité, il invoqua alors la forme et l'aspect des globules. — Or, des microcytes, ces infortunés petits organismes à qui on voulait faire jouer un rôle disproportionné à leurs dimensions, ont été découverts par des médecins dans divers états fébriles, et on a reconnu qu'ils étaient des globules arrêtés dans leur évolution, ne parvenant pas à l'état discoïde ou état parfait, et non pas des globules en voie de destruction.

Vous le voyez, il ne reste que bien peu de chose du procédé. Faut-il le regretter ? — Non, puisqu'il ne donnait que des indications approximatives, et, tort plus grave, n'envisageait le problème que dans l'une de ses phases, en s'y appesantissant d'une façon exclusive, ce qui est évidemment préjudiciable à un bon diagnostic.

Si dans les cas graves d'anémies dites essentielles, qu'on a encore baptisées du nom d'anémies pernicieuses progressives (Biermer, de Zurich), anémies extrêmes des femmes enceintes (Gusserow), etc., on n'a trouvé aucune lésion, aucune modification organique, capable d'expliquer leur marche fatale, cela tient à ce qu'on s'est trop exclusivement occupé des globules rouges et pas assez des perturbations fonctionnelles des organes hématopoïétiques ; pas assez de la nécessité du maintien de l'équilibre entre l'apport alimentaire, son utilisation et le jeu régulier de tous les actes de l'économie.

Je sais combien de semblables constatations sont délicates, si j'insiste, en forçant peut-être la note, c'est pour obtenir que des tentatives plus fréquentes soient au moins faites dans ce sens.

En attendant la découverte d'une caractéristique anatomique, il ne faut se servir du mot idiopathie qu'avec énormément de circonspection et se rejeter sur la plupart des facteurs étiologiques qui, comme la misère, une alimentation défectueuse, la dyspepsie, le catarrhe intestinal, etc., ont été constatés isolément ou combinés chaque fois qu'on a voulu se donner la peine de les chercher.

Entre les cas graves et les cas légers, il n'y a, selon l'expression de M. Lépine, qu'une différence de degré et de terrain. Il a, en effet, démontré (Soc. des hôp. de Paris, 1876)

que les conditions dans lesquelles prennent naissance les anémies graves, les rapprochent des anémies vulgaires et tran-
sitoires, loin de les en séparer.

Dans tout ceci, je laisse en dehors les vices héréditaires ou
acquis, comme le cancer ou la tuberculose, dont l'influence
dénutritive pourrait être une cause de confusion. Il est bien
certain que des maladies cancéreuses et tuberculeuses peuvent commencer par la cachexie et finir par la lésion; mais
enfin c'est exceptionnel. Le plus souvent la lésion est appréciable.

Je ne suis entré dans tous ces détails que pour rendre à
César ce qui lui appartient; je me suis borné à poser les ja-
lons principaux, sans signaler toutes les preuves qui auraient
pu justifier mon argumentation. L'essentiel, à mes yeux,
était de montrer le danger de quelques médications dans la
chlorose et les anémies, ou du moins de les restreindre à leurs
justes proportions.

Je ne croirai pas avoir perdu mon temps, si j'y suis par-
venu.

PUBLICATIONS DU DOCTEUR GRELLETY
Medecin-consultant à Vichy

1873. De l hematurie dite essentielle dans les climats tempéiés. (In 8 de
    70 pages)

1874 Vichy-Médical Guide des malades à Vichy. (In-12 de 300 p.)

Traitement des accidents de l'impaludisme chronique. (3 décemb
    Bul de la Soc. med d'observations de la Dordogne.)

1876. Quelques conseils sur l'hygiène et le légime des malades (In 8
    de 80 pages)

Du meiveilleux au point de vue médical. (G Bailliere. In 8 de 86 p)

1877. Curiosités et monstruosites médicales. (400 pages Epuisé.)

Clinique de la ville. Observations curieuses. (Mouvement médical,
    p. 407 et suivantes.)

Vichy et ses eaux minérales. Etude des eaux et de leurs propriétés
    (In 12 de 368 pages.)

De l herédité de la phthisie (Bulletin méd du Nord, t xvi n° 12)

Influence de l'abus du tabac sui les troubles gastro intestinaux
    (Médaille de bronze)

1878. Contribution à la thérapeutique de quelques dermatoses de nature
    arthritique (In-8 de 48 pages G Baillière)

De la roseole quinique — 2° De la teigne faveuse tardive (14 août
    et 14 sept , France médicale)

De l'érysipèle lié à la menstruation (20 avril, Gazette obstétricale)

Analyse des travaux de la Société des sciences médicales de Lyon
    en 1876. (Lue à la Société de médecine pratique)

Traitement du psoriasis par l'acide chrysophanique. — 2° De la
    version par manœuvres externes (Lyon Médical)

Traitement du hoquet simple. — (Journal de médecine de la Haute-
    Vienne, n° 6, décembre 1878)

D'un moyen propre à relever les constitutions et le niveau des
    tempéraments en France (Mouvement médical.)

1879. L'ataxie aux eaux de La Malou (rapport) — 2° Bibliographie de
    Vichy. (Annales d'hydrologie)

Considérations sur la chlorose et l'anémie

Sanction légale à donner à la Société française d'hygiene. (Journal
    d'hygiène, 9 janvier 1879)

Menus faits de pratique. (Comm à la Soc. de méd et de chir. de
    La Rochelle)

Traitement de la contractuie permanente, dans l hystéro-épilepsie
    (Journ. de la Soc. méd. de la Haute Vienne, janvier, n° 7)

La metallothérapie à la Salpêtrière (Comm à la Soc. des sciences,
    belles lettres et arts d'Orleans)

Lettres de Nice (Monde thermal, 28 janv. et 6 février)

Mécanisme des accidents mortels qui, dans ceitains cas, accompa-
    gnent l'evacuation trop prompte de la vessie, au moyen de la
    sonde (France medicale, 5 mars 1879)

Du climat de Nice et des maladies traitees dans cette ville, particu
    lièrement de la phthisie. (Ann. de la Soc de thérapeutique)

Lyon, Assoc typ — C Riotor, rue de la Barre, 12